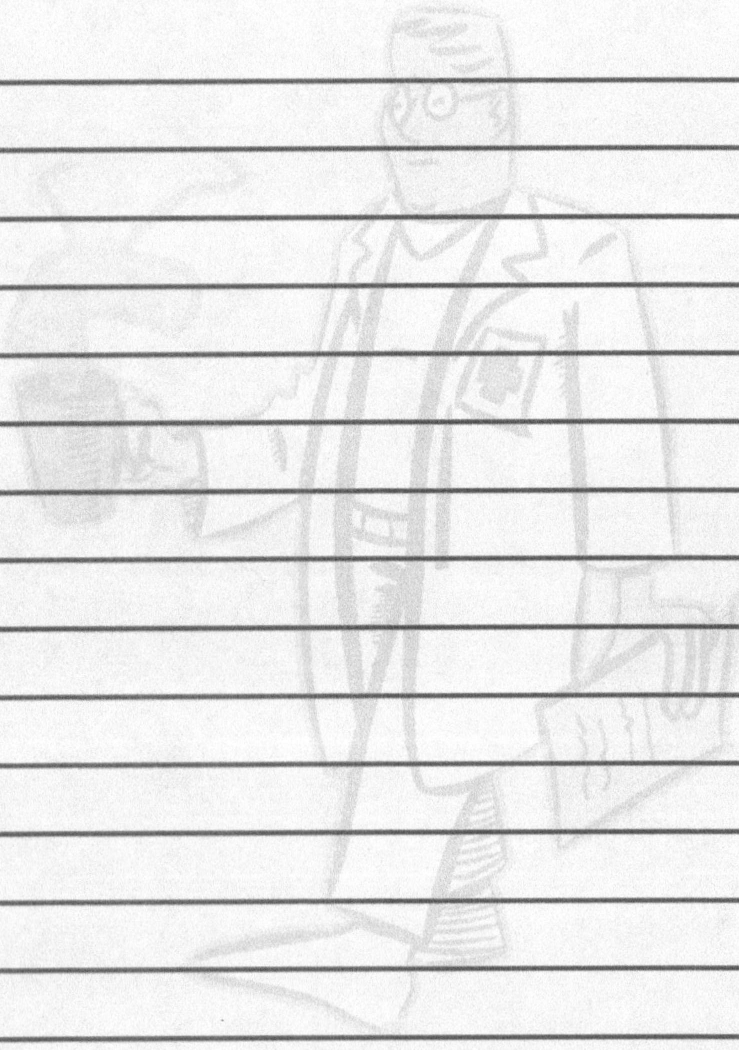

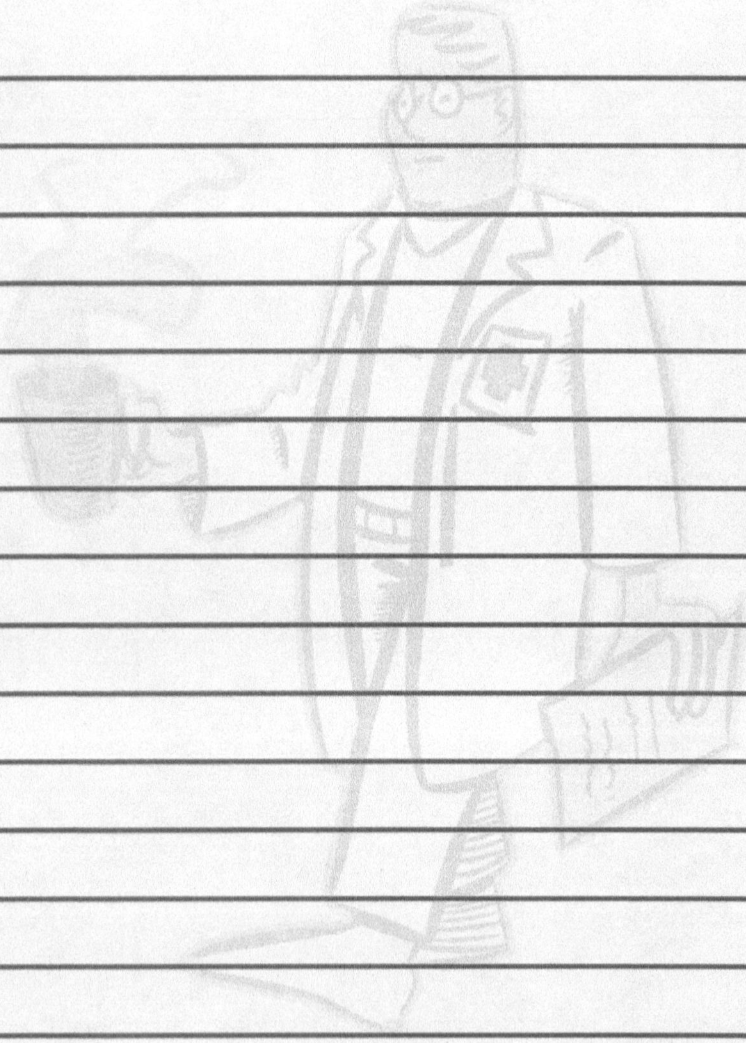

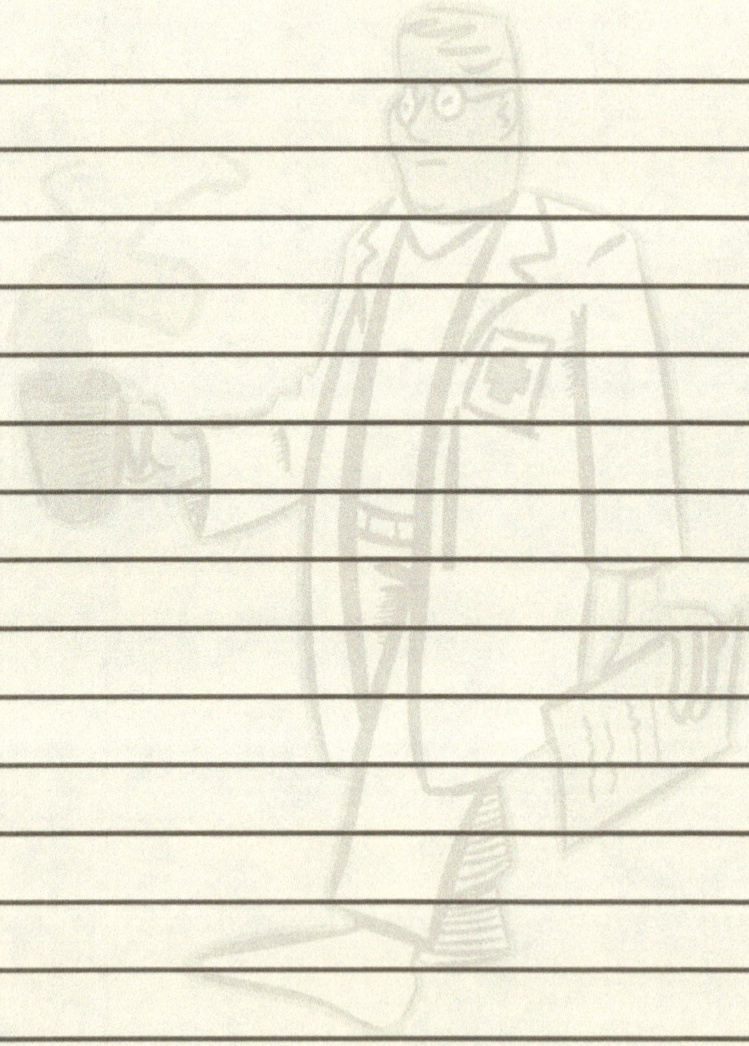

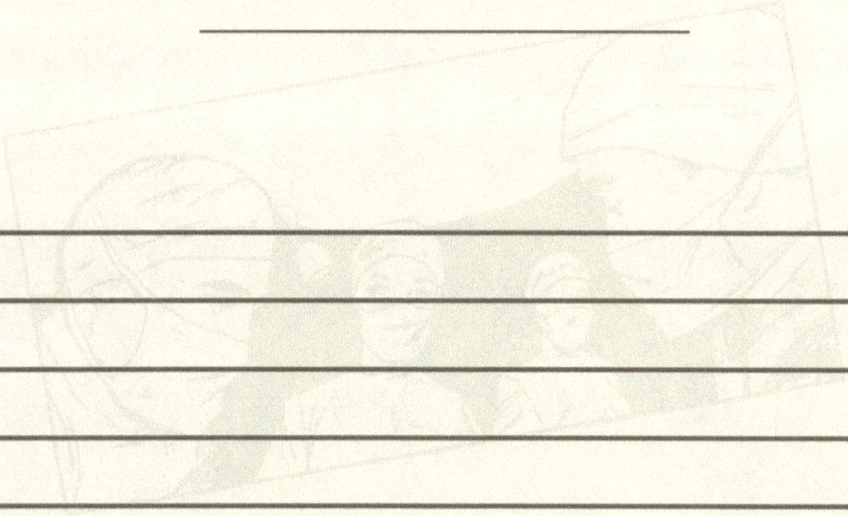

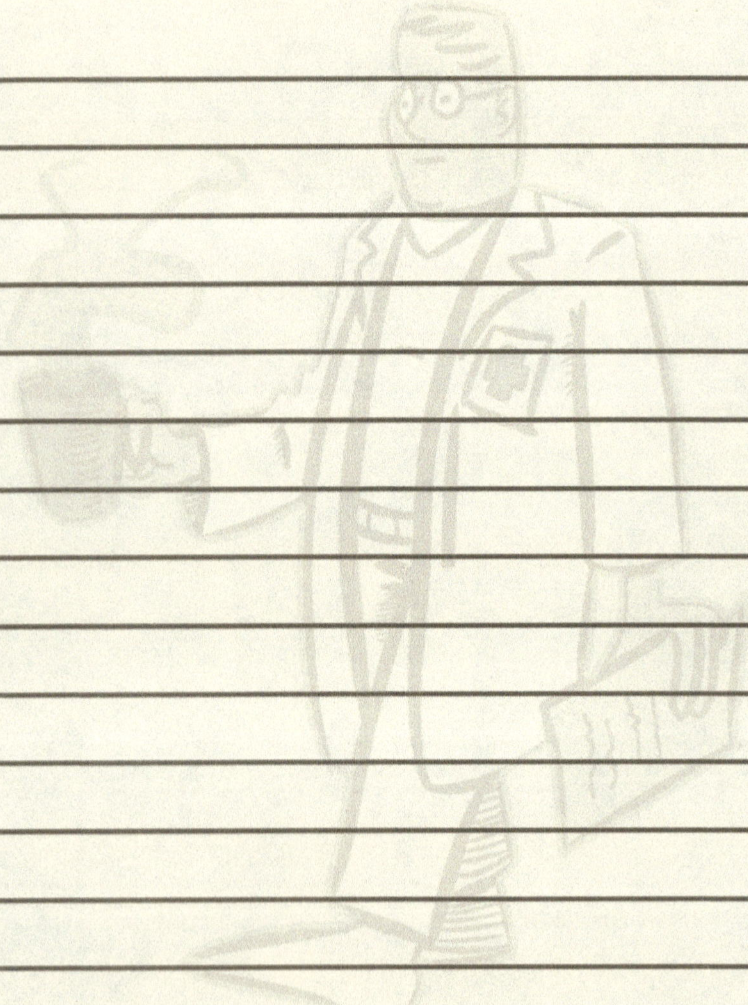

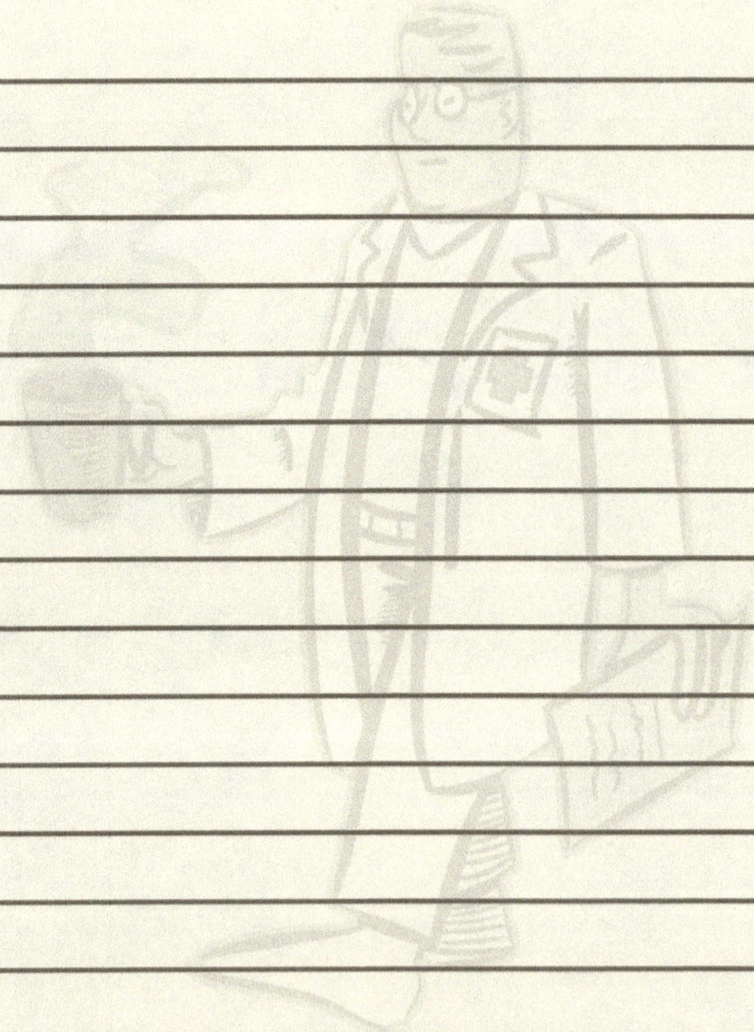

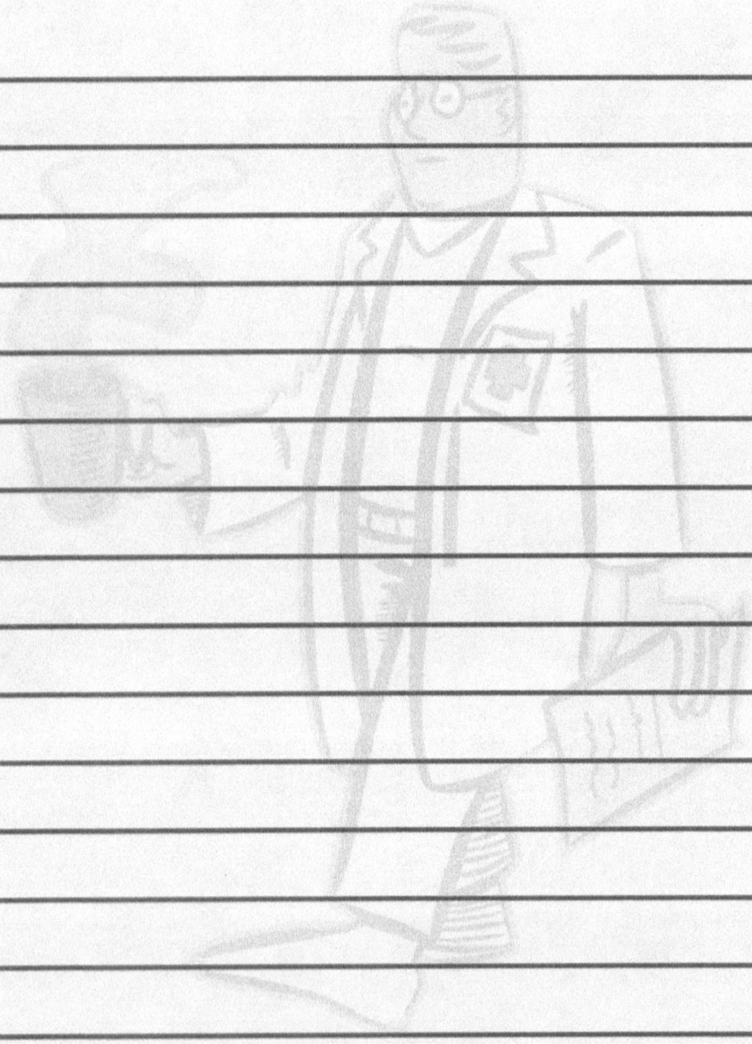

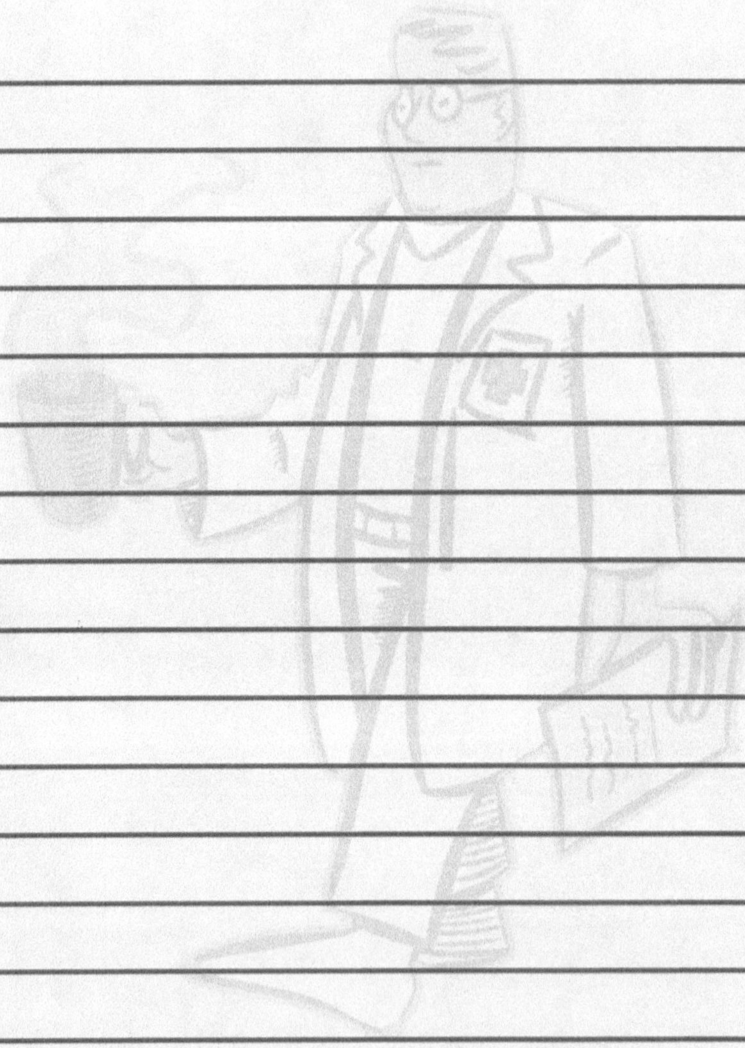

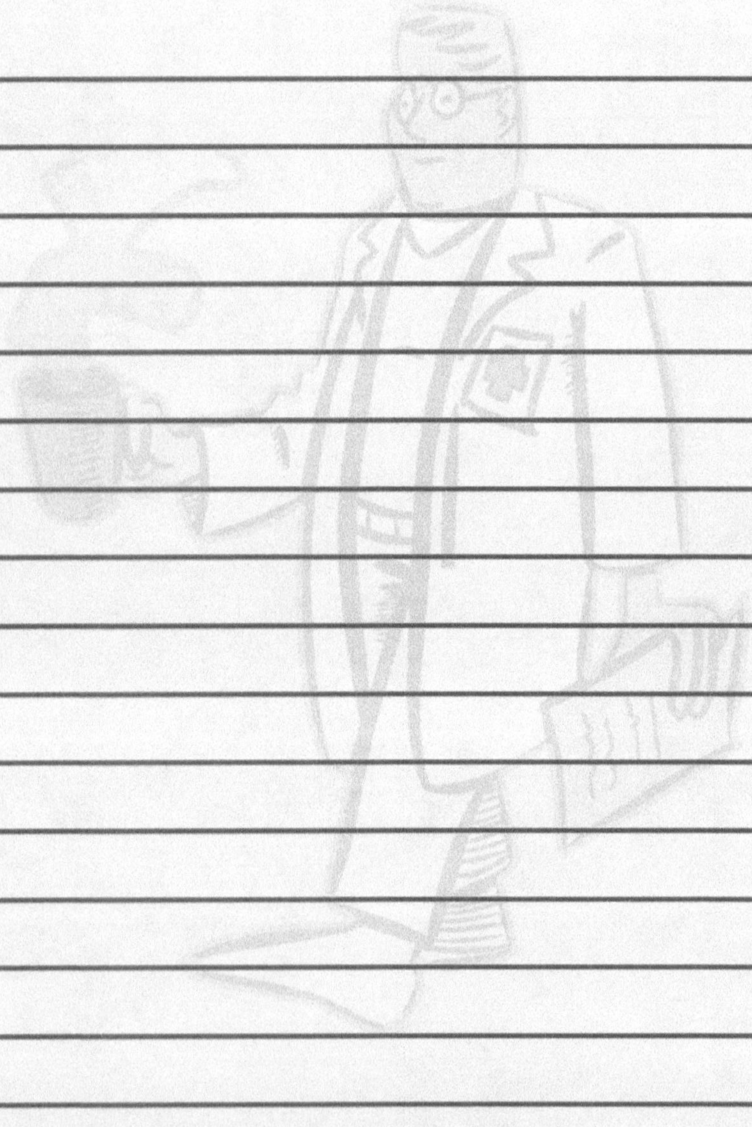

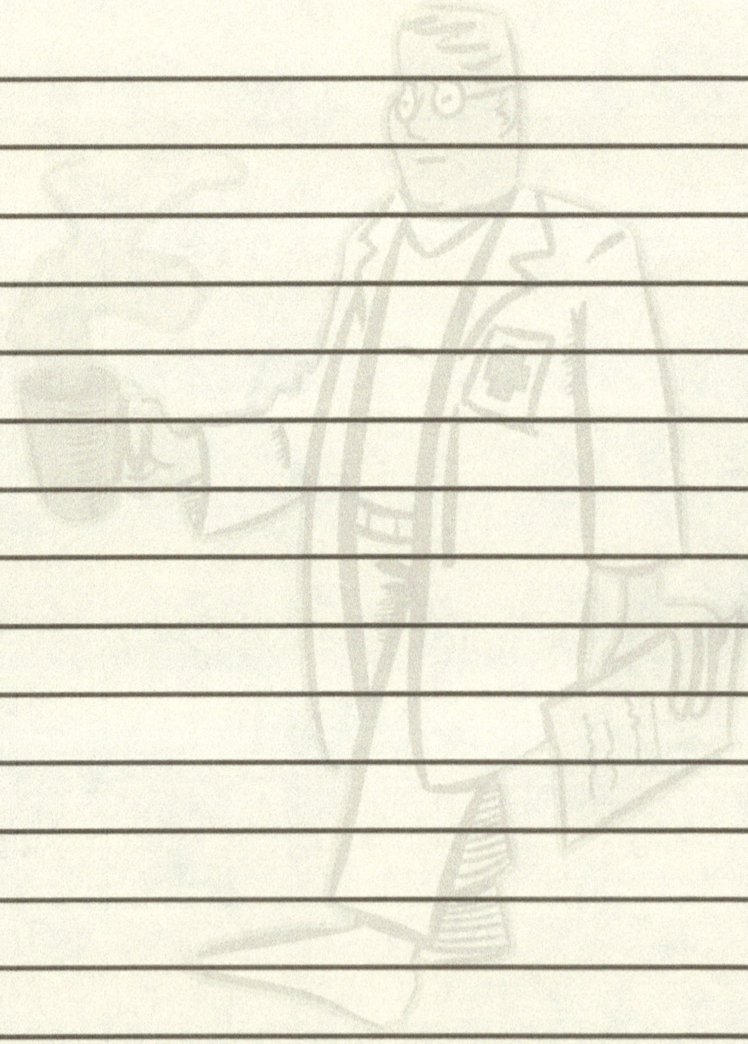

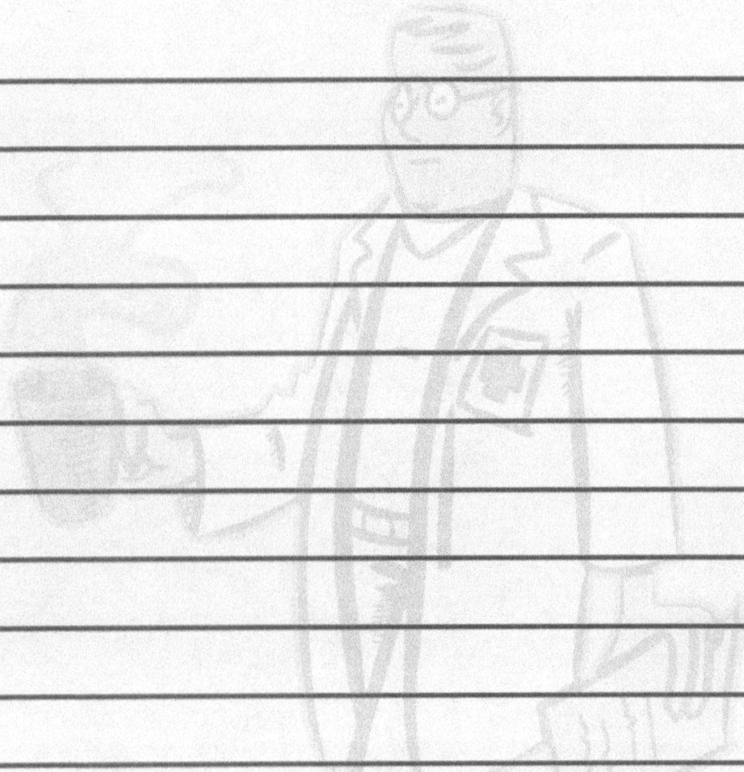

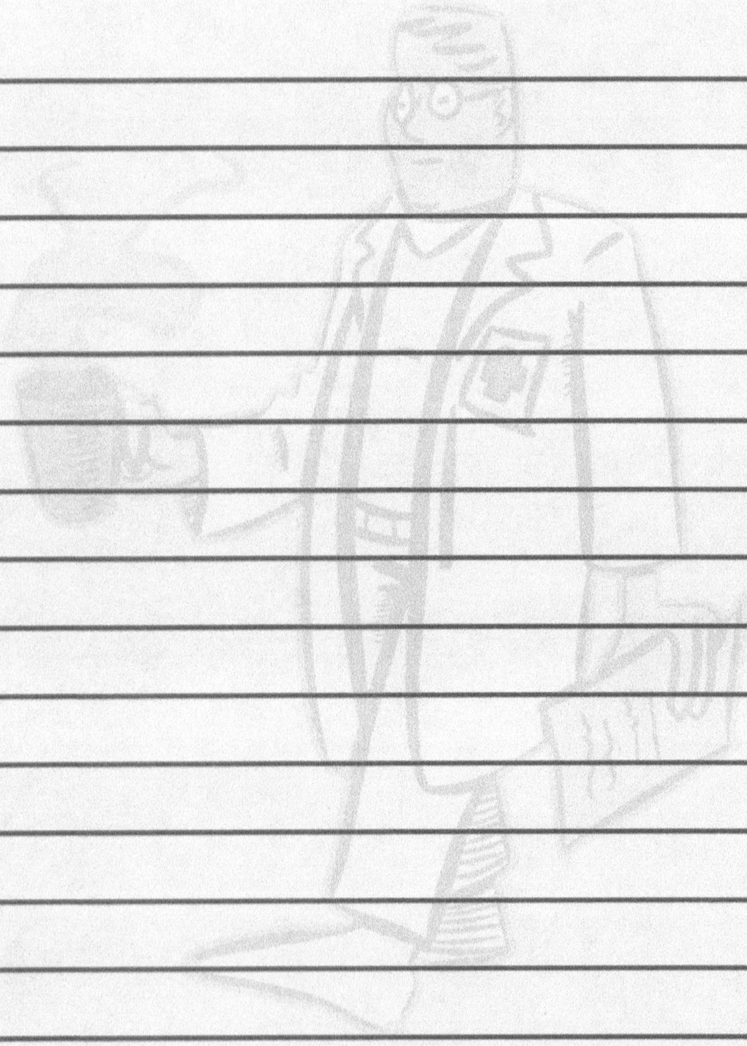

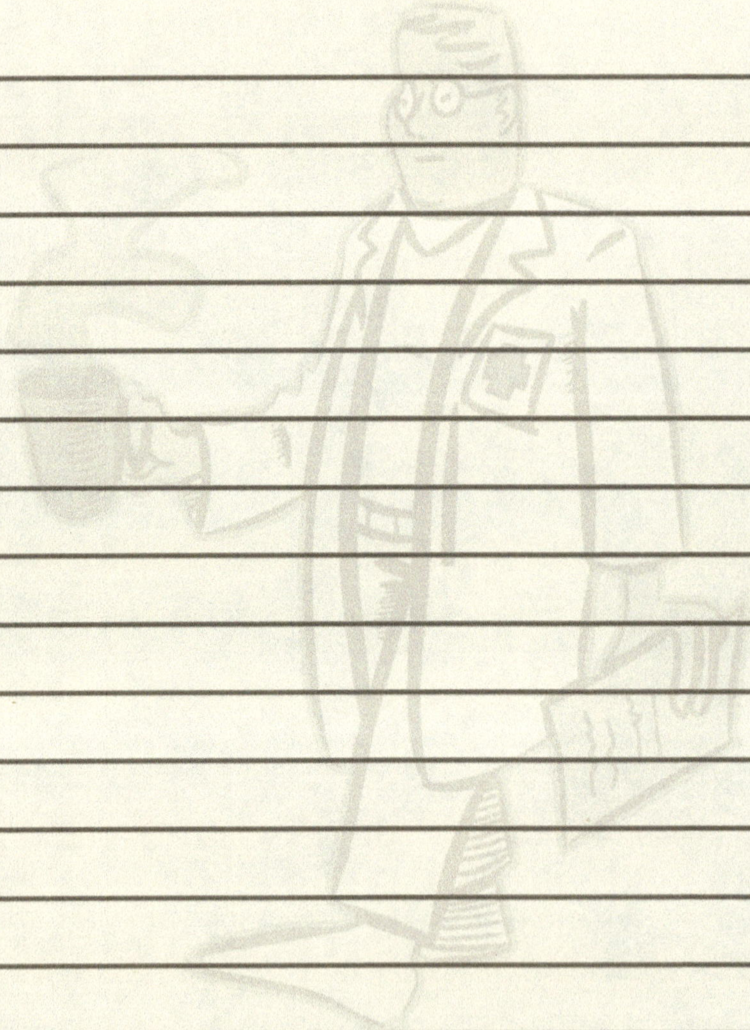

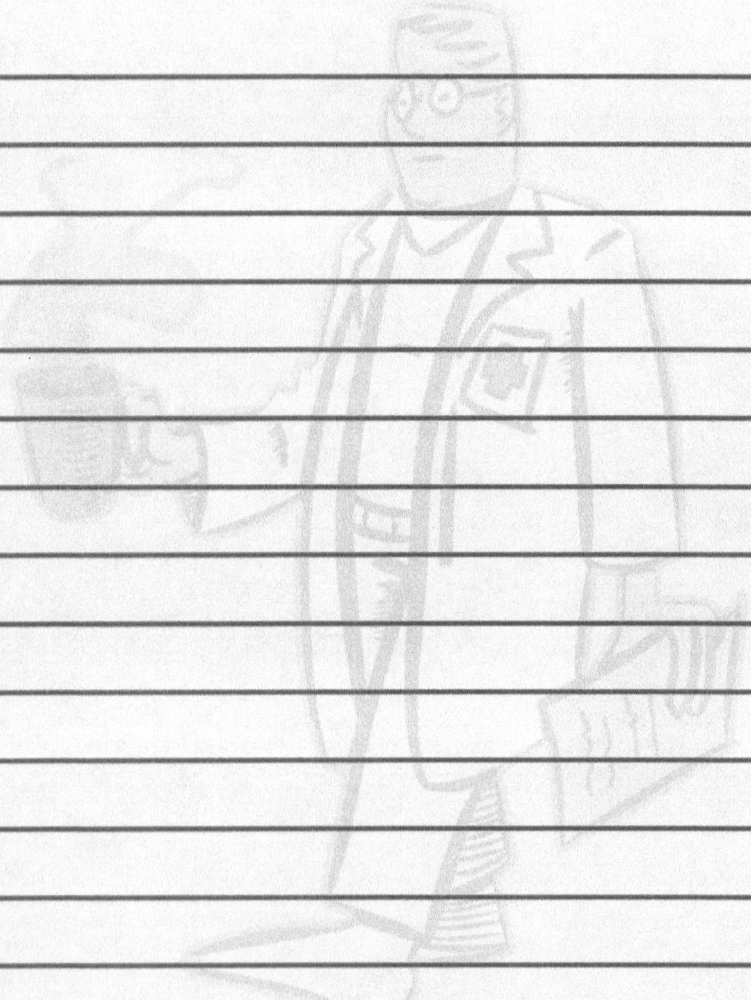

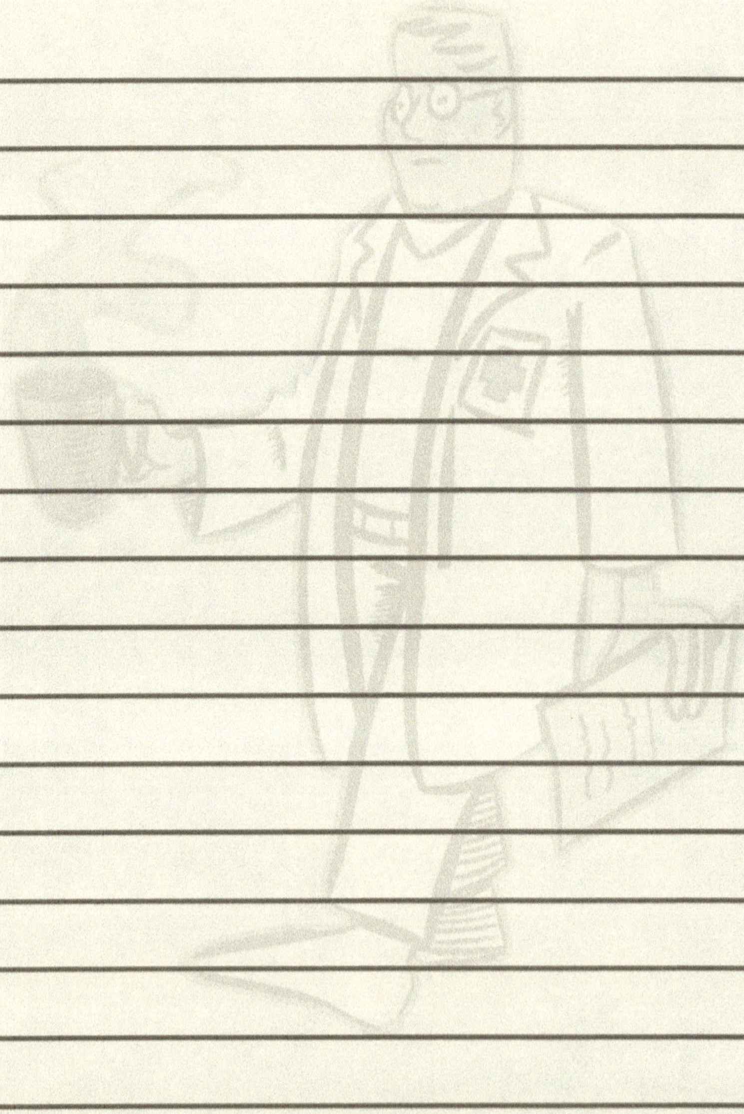

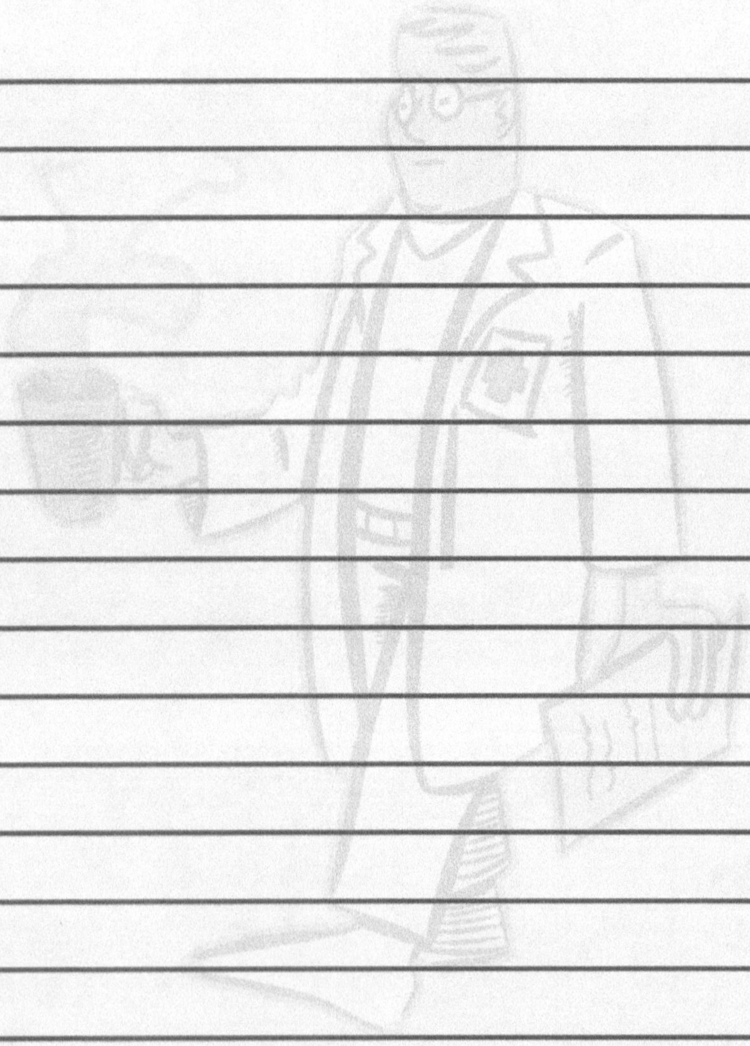

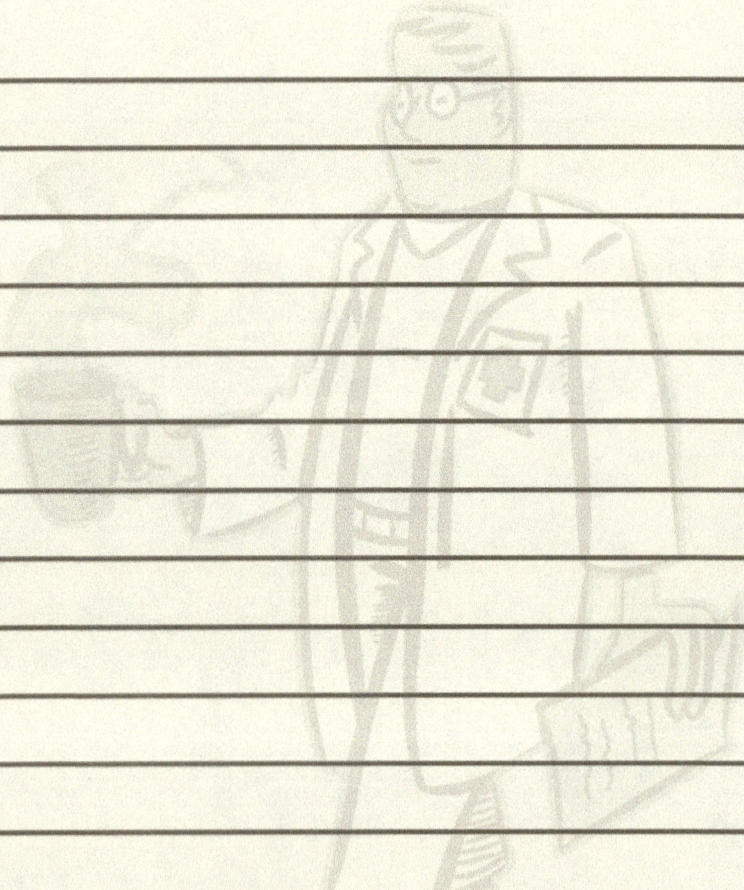

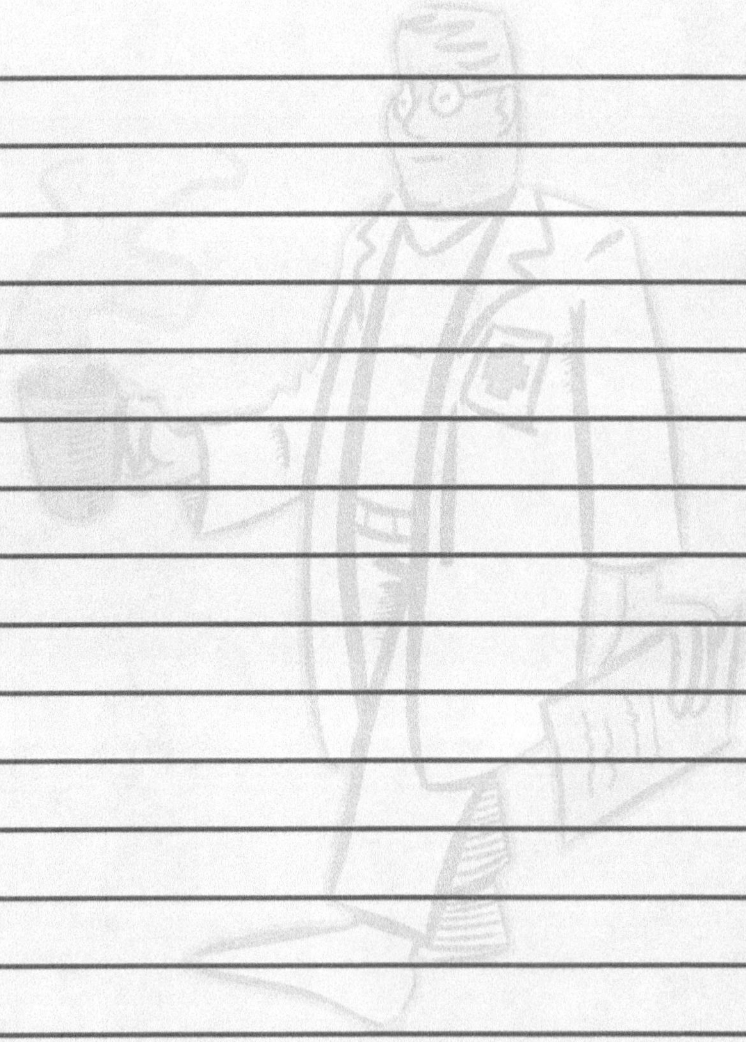

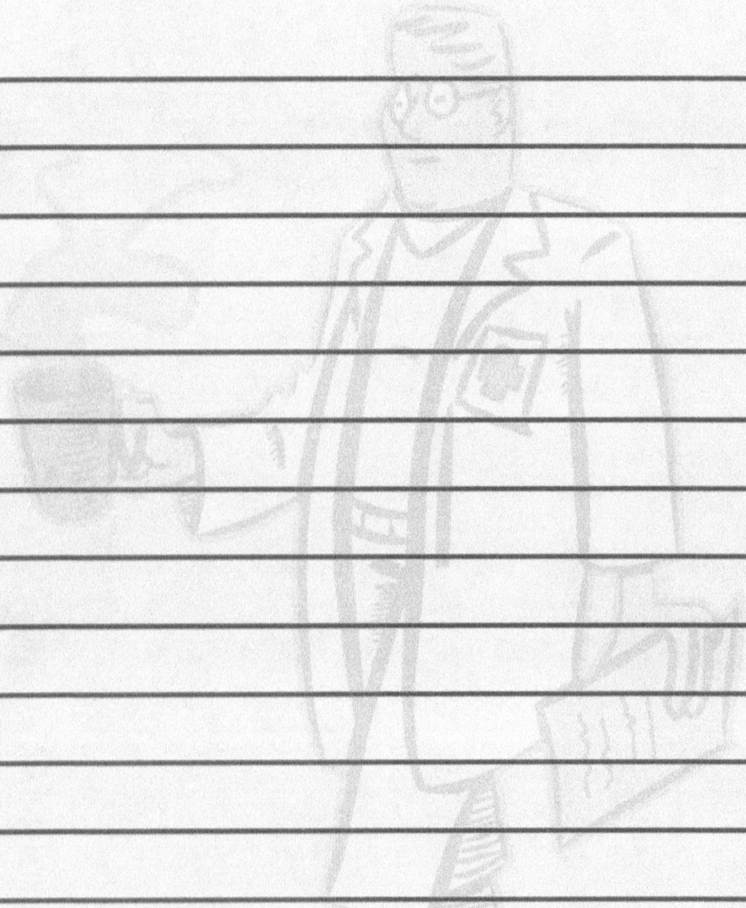

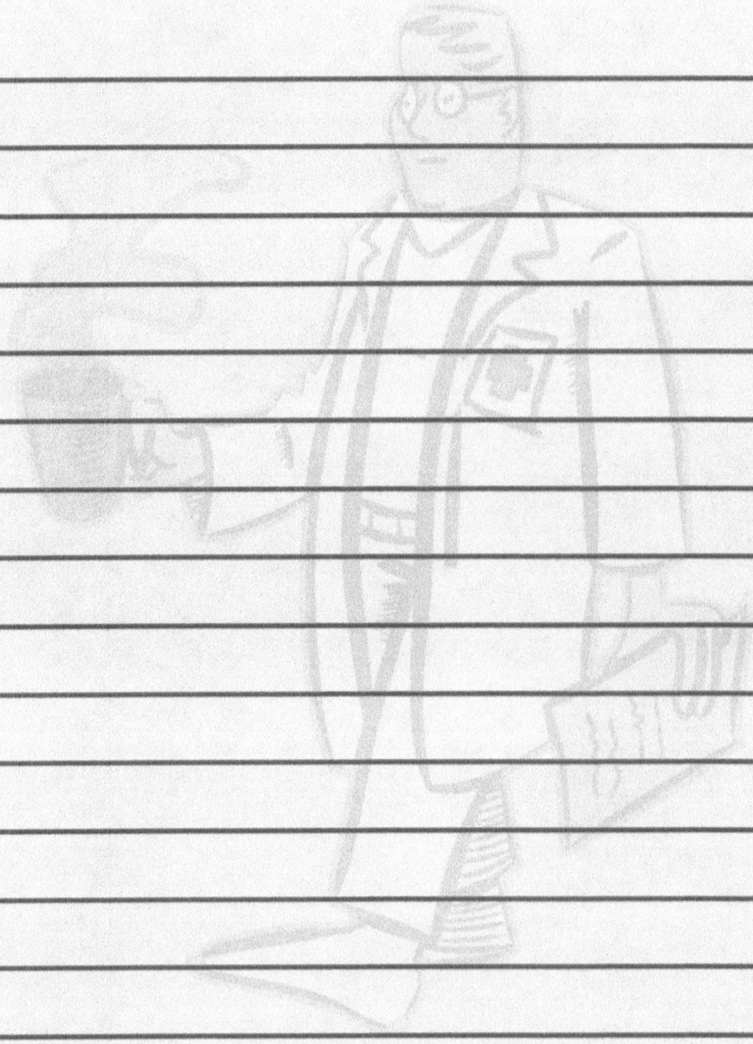

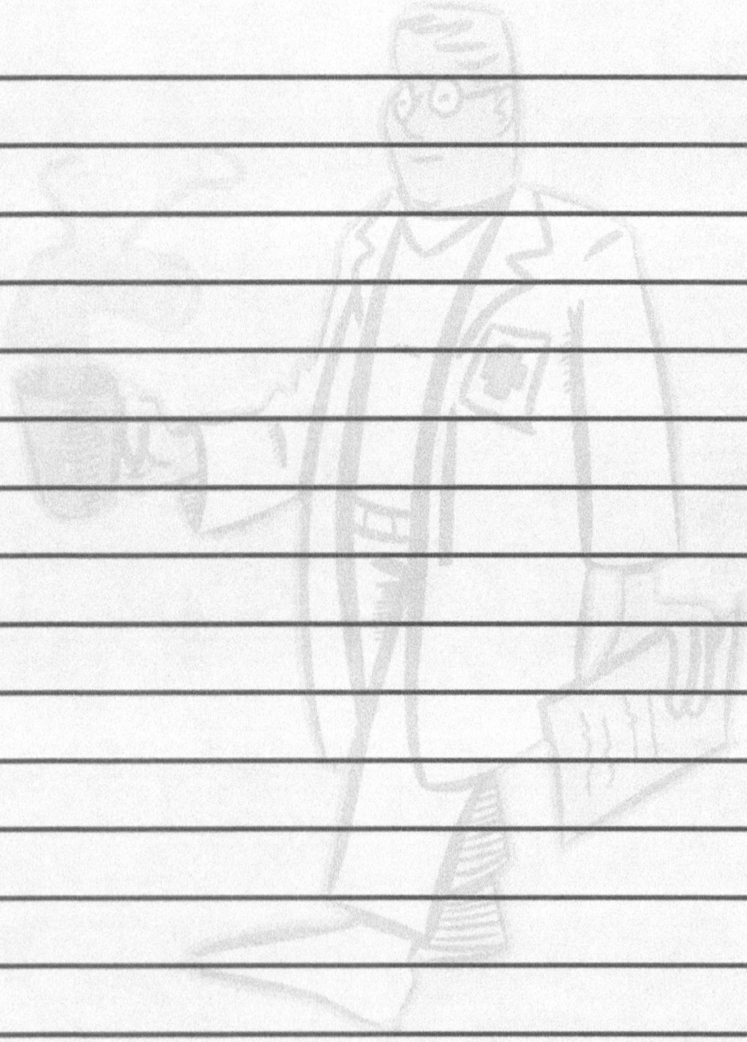

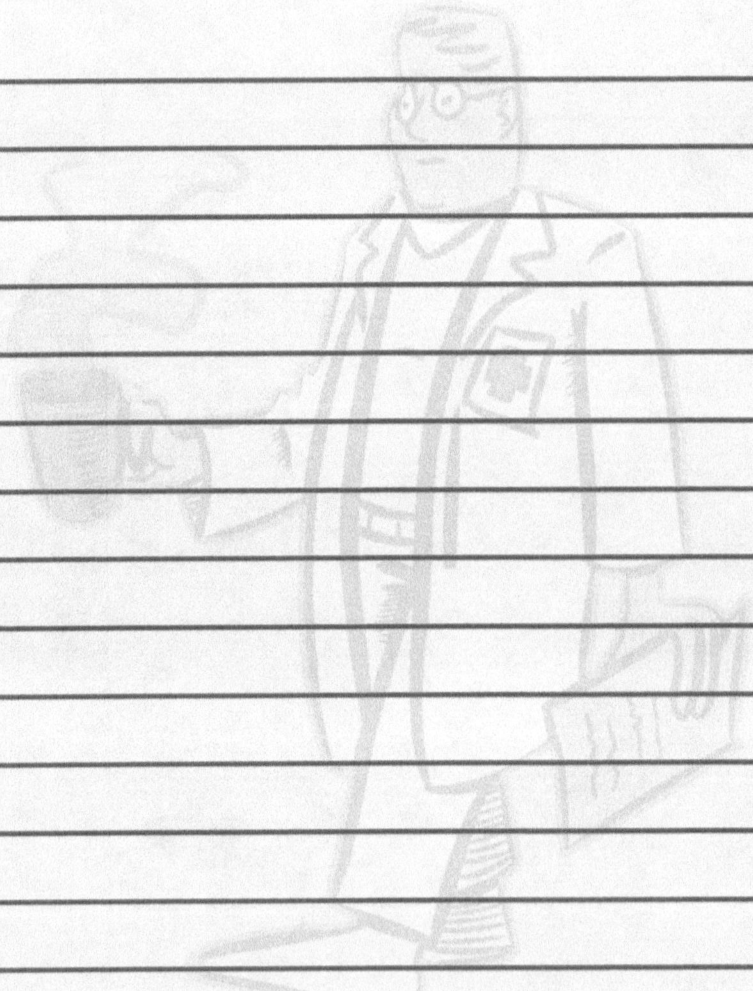

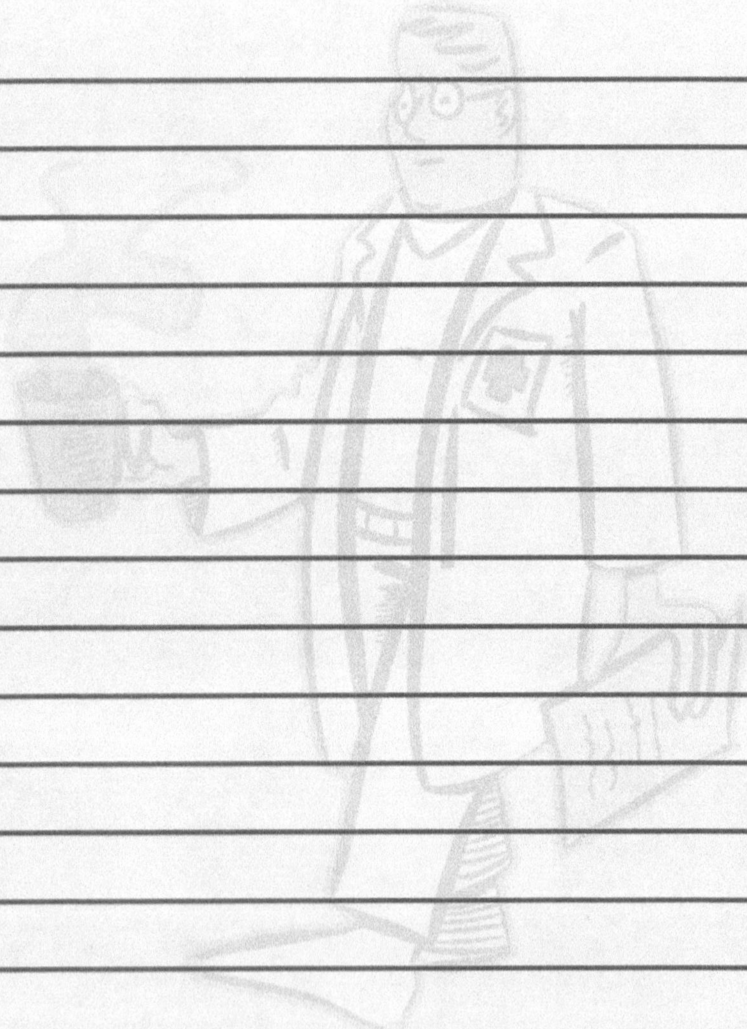

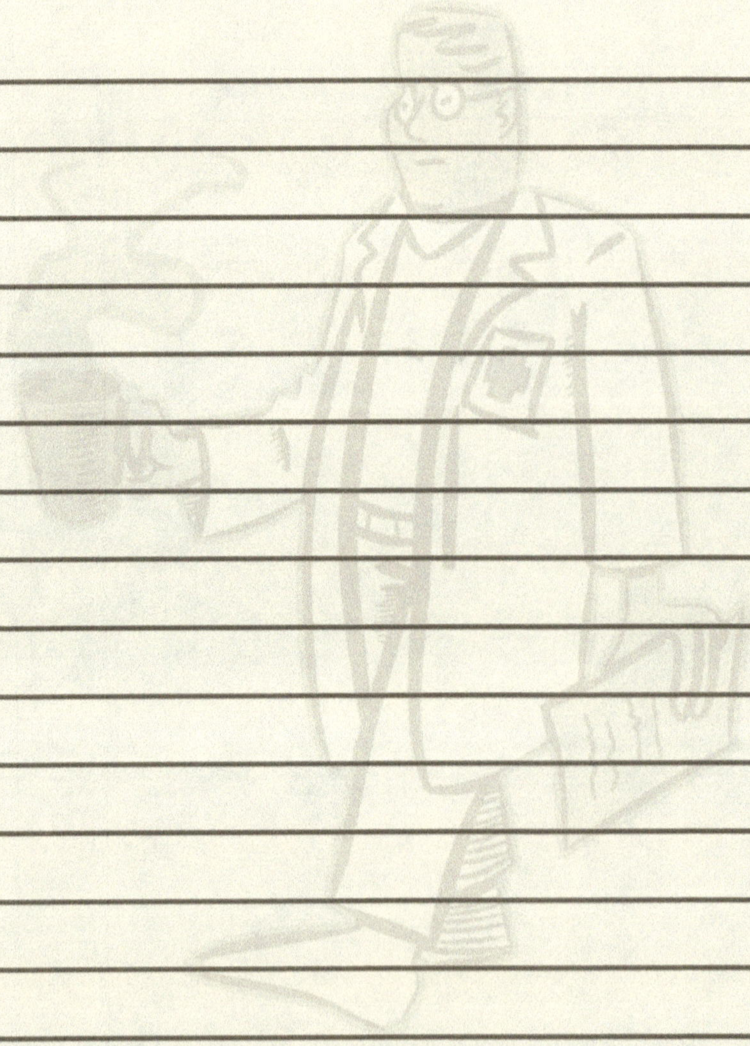

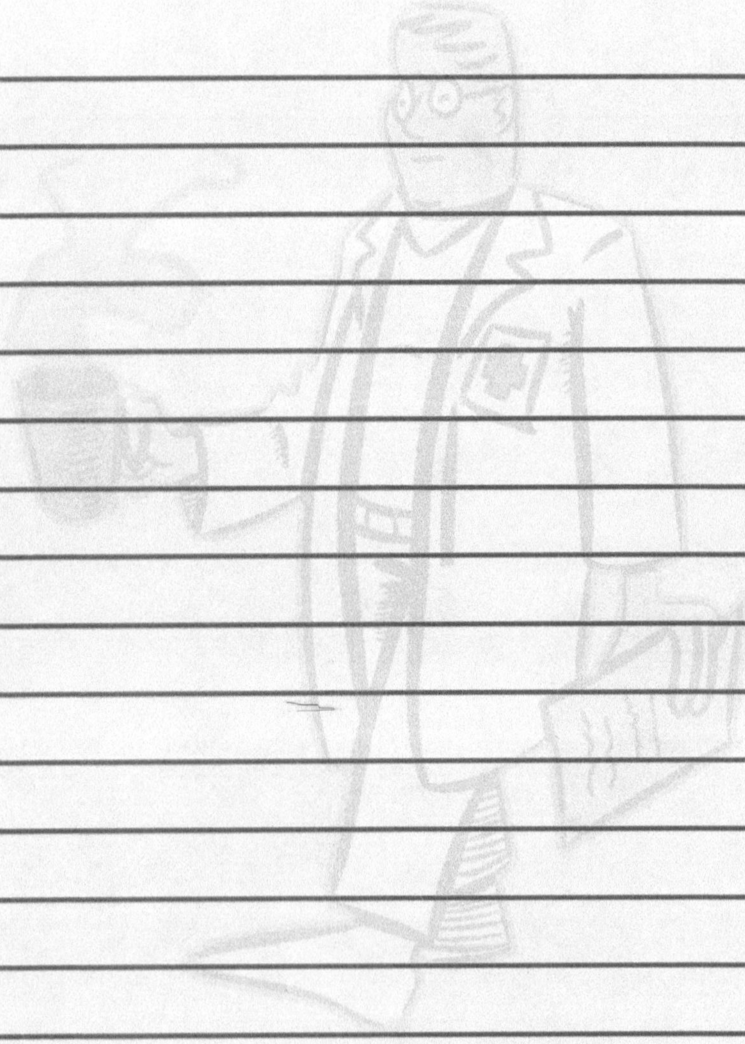

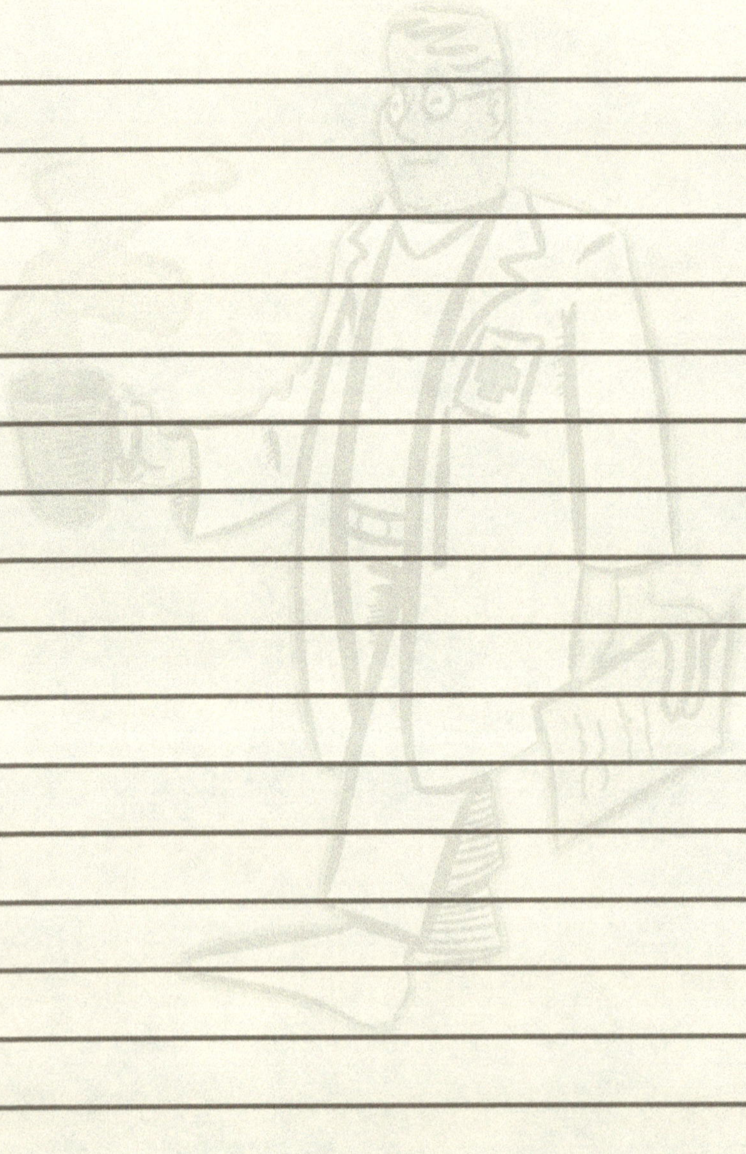

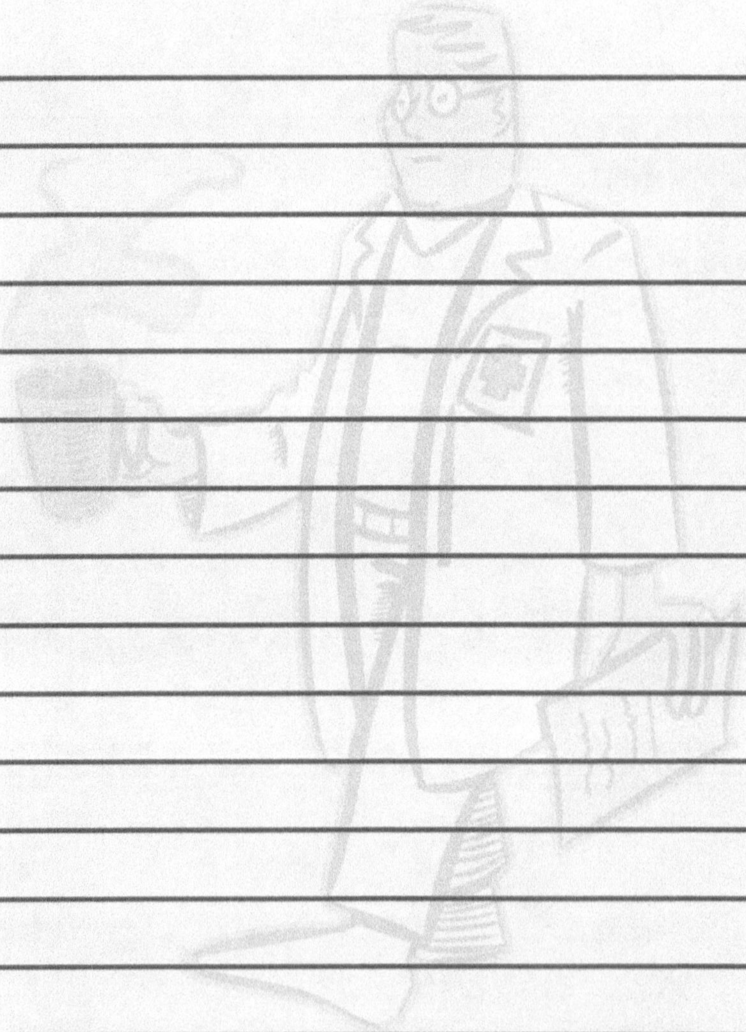

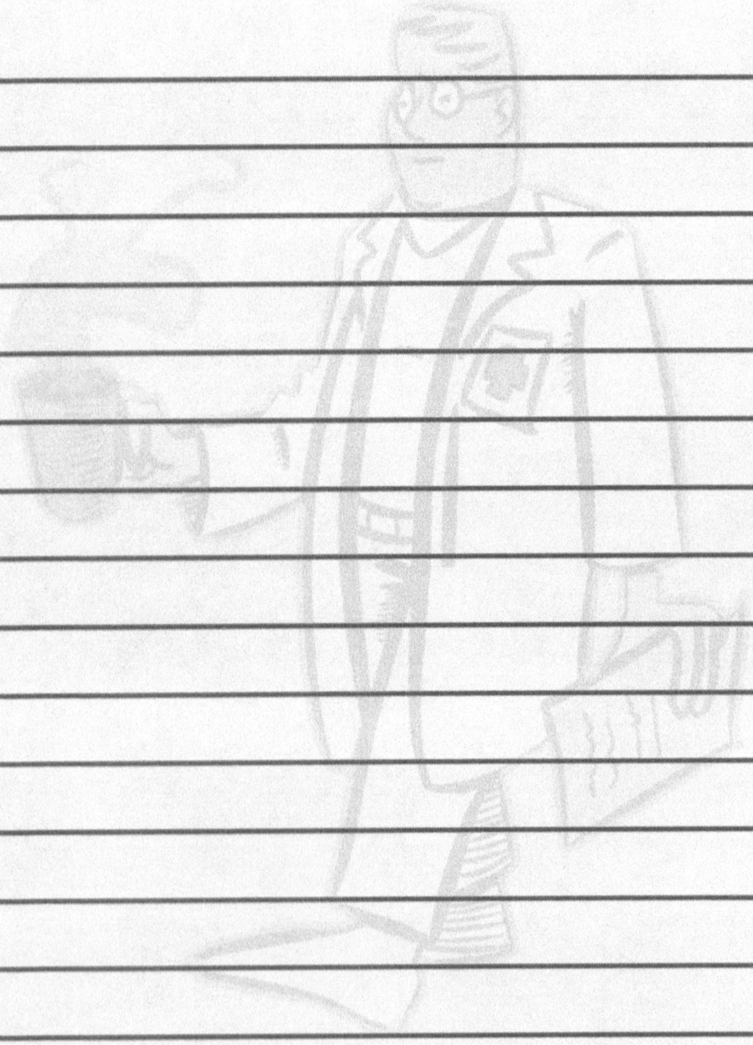

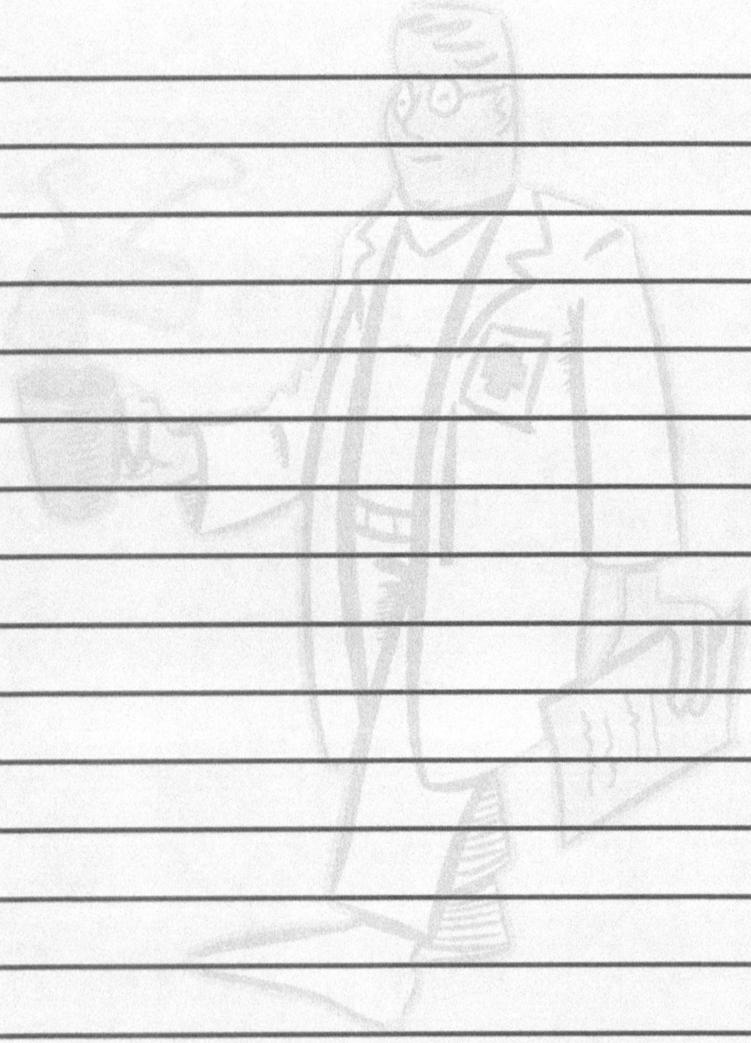

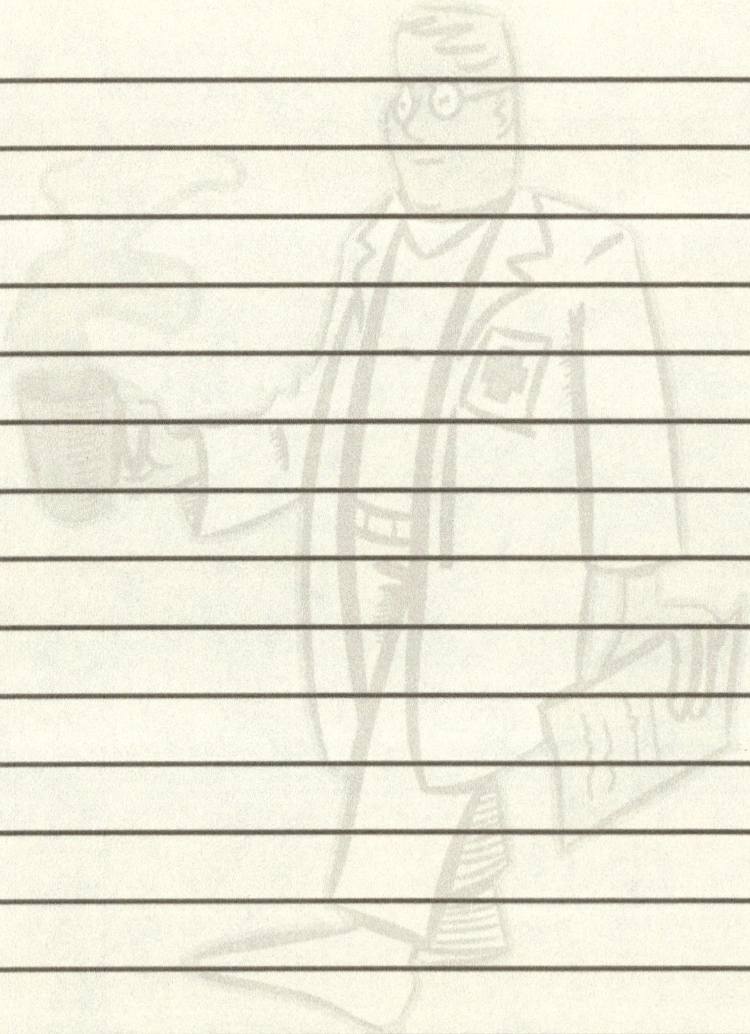

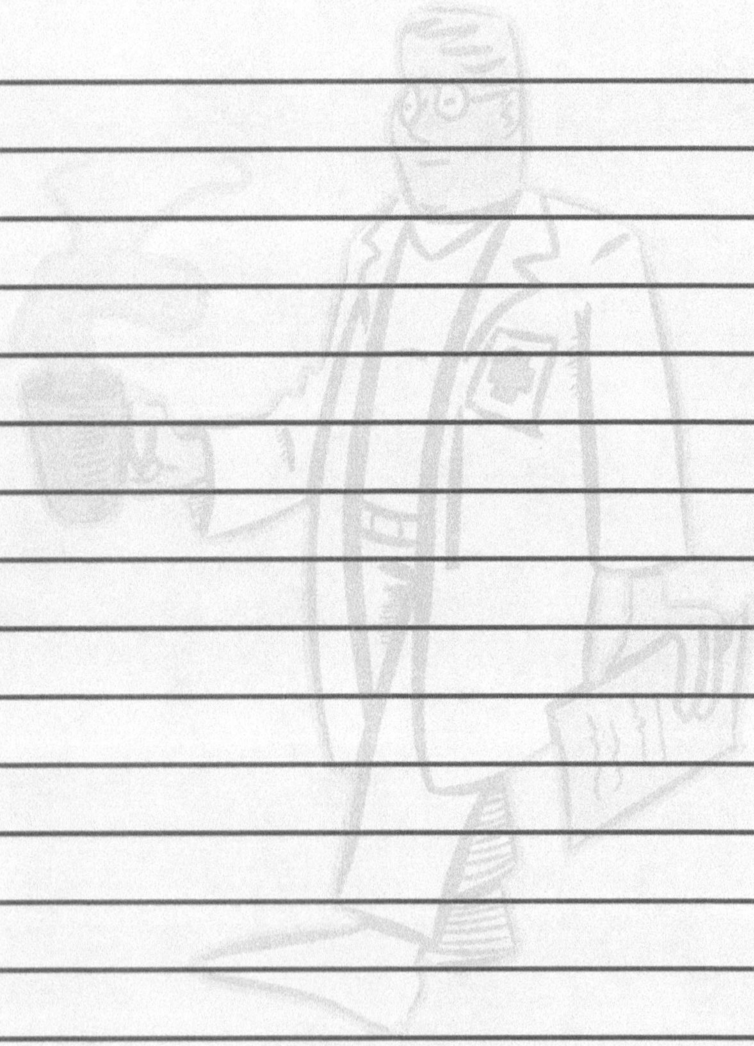

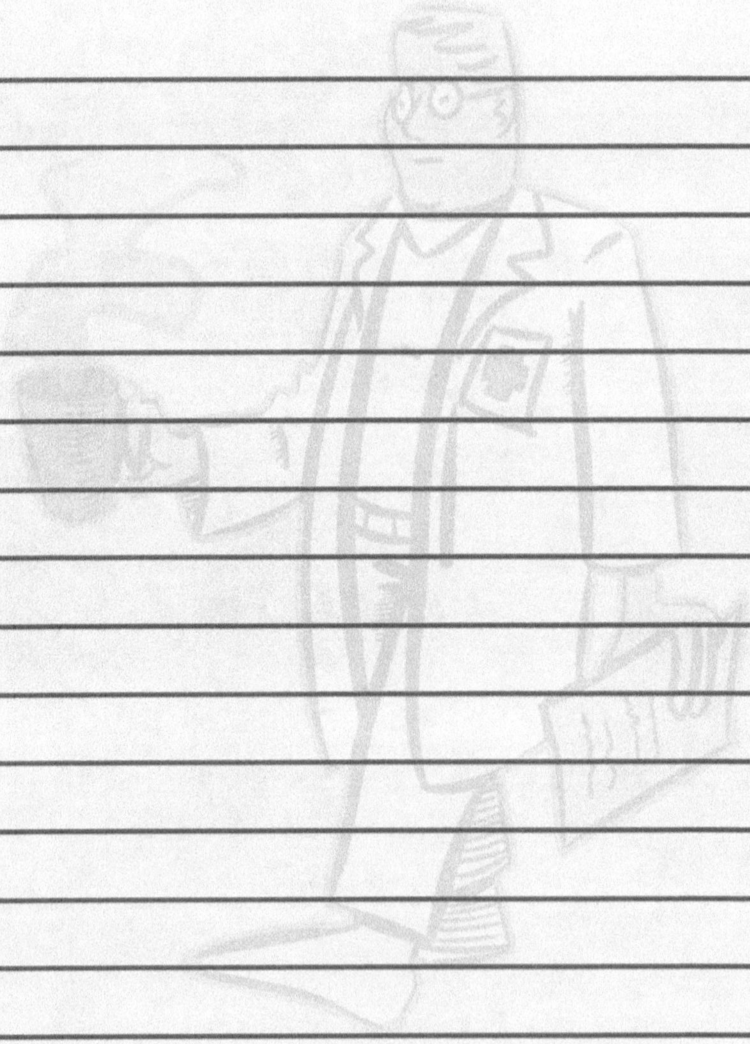

www.ingramcontent.com/pod-product-compliance
Lightning Source LLC
Chambersburg PA
CBHW021808170526
45157CB00013B/2745